DES

ACCIDENTS TÉTANIFORMES

DANS

LA DILATATION DE L'ESTOMAC

PAR

Ernest LAPREVOTTE

NÉ A ROUVRES-EN-XANTOIS, LE 17 AOUT 1858

PARIS

UNION GÉNÉRALE DE LA LIBRAIRIE

Ch. Bayle et Cie

11, RUE DE L'ABBAYE, 11

1884

DES

ACCIDENTS TÉTANIFORMES

DANS

LA DILATATION DE L'ESTOMAC

DES

ACCIDENTS TÉTANIFORMES

DANS

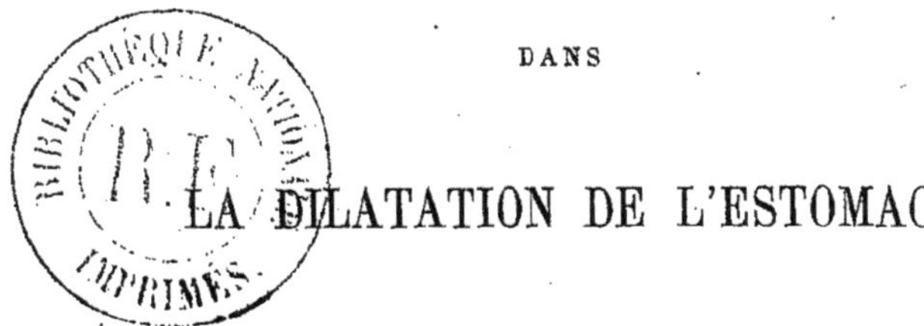

LA DILATATION DE L'ESTOMAC

PAR

Ernest LAPREVOTTE

Né à Rouvres-en-Xaintois, le 17 août 1858.

PARIS
UNION GÉNÉRALE DE LA LIBRAIRIE
Ch. Bayle et Cie
11, RUE DE L'ABBAYE, 11

1884

INTRODUCTION

Réunir les observations publiées jusqu'ici d'accidents tétaniformes chez les malades atteints de dilatation stomacale, y ajouter celle que nous avons eu le bonheur de recueillir dans le service de M. le professeur agrégé Hanot, à l'hôpital Tenon; étudier l'étiologie et la pathogénie de cette complication bizarre d'une affection stomacale, semblait un travail intéressant.

Aussi avons-nous été très heureux, lorsque notre maître nous a autorisé à publier l'observation que nous avions prise dans son service, et n'avons-nous pas hésité à prendre ce sujet pour en faire notre travail inaugural.

Qu'il nous soit permis d'exprimer ici toute notre reconnaissance à M. Hanot pour le bienveillant accueil qu'il nous a accordé, quand nous sommes allé lui demander ses conseils, et pour l'intérêt qu'il n'a cessé de nous témoigner dans tout le cours de nos études.

Que M. Gilbert, interne des hôpitaux, veuille bien agréer nos remerciements pour la façon gracieuse avec laquelle il s'est mis à notre disposition, quand nous lui avons demandé quelques renseignements.

Merci aussi à notre compatriote et ami, M. Henri Barbier, interne des hôpitaux, pour les nombreuses preuves d'amitié qu'il nous a données pendant notre dernière année d'études.

HISTORIQUE

Etudiant seulement une complication de la dilatation stomacale, nous n'avons pas à parler des nombreux et savants travaux publiés jusqu'à nos jours, et surtout dans ces derniers temps.

Kusmaul, dans son mémoire sur le *Traitement de la dilatation de l'estomac, au moyen de la pompe stomacale*, a signalé le premier ces accidents de tétanie, et il en rapporte trois observations que nous publions plus loin.

En 1879, Leven dans son *Traité des maladies de l'estomac*, rapporte deux cas d'accès spamodiques chez des malades atteints de dilatation stomacale.

Vient ensuite une observation présentée par M. Gaillard au congrès de Rouen, observation qui porte sur un malade du service de M. le professeur Hayem.

Puis, au mois d'octobre dernier, M. Dujardin-Beaumetz, médecin des hôpitaux, a présenté à la Société médicale, en son nom et au nom de M. W. Œttinger, son interne, une nouvelle observation.

A la suite de cette communication, une note a paru dans l'*Union médicale* (29 janvier et 3 février 1884).

Malgré les recherches que nous avons faites dans les auteurs qui ont traité des maladies de l'estomac; malgré les nombreuses relations que nous avons lues, nous n'avons pu recueillir d'autres observations. Souvent il a été donné d'observer, en dehors des douleurs épigastriques, des crampes dans les muscles abdominaux, des fourmillements dans les extrémités des membres; mais nous n'avons point trouvé d'autres cas d'accidents tétaniques.

Aussi publierons-nous *in extenso* les observations que nous avons entre les mains.

OBSERVATION I [1].

Jeune fille de quinze ans. Dilatation de l'estomac causée probablement par un ulcère du pylore; hypertrophie du pylore : catarrhe chronique, dépérissement considérable ; attaques spasmodiques. Guérison.

Marie Weiner, jeune paysanne de Heimbach, souffrait de maux d'estomac depuis sa onzième année; elle était fréquemment atteinte de violentes douleurs dans la région stomacale après ses repas, puis vomissait des matières acides. De là un état de faiblesse et de dépérissement et une pâleur extrême. Vers l'âge de quatorze ans, les vomissements devinrent plus fréquents et se renouvelèrent tous les deux à cinq jours.

A quinze ans, fièvre intermittente pendant l'été, d'abord tierce, puis quarte. La menstruation ne se produisit que dans le courant de la vingtième année, resta régulière jusqu'à la vingt-troisième, puis cessa. Depuis l'âge de vingt et un jusqu'à vingt-trois ans la malade n'eut plus à souffrir de vomissements sans qu'elle eût changé son genre de vie. Pendant cette époque, elle supportait toute nourriture, et son état de santé était amélioré au point qu'elle parvint à exécuter tous les travaux des champs. Elle n'avait cependant guère repris d'embonpoint et de vigueur.

Les douleurs et les vomissements après les repas reparurent, sans cause apparente, dans le courant de l'hiver 1864-65, d'abord une fois par jour. Plus tard, ils se renouvelèrent plusieurs fois dans la même journée, ce qui procura à la malade du soulagement. L'appétit ne fut guère troublé. Après avoir mangé, la malade éprouvait un sentiment d'oppression et de gonflement dans la région gastrique ; cette sensation était accompagnée de rapports acides, puis enfin de vomissements. Les masses rendues étaient d'une couleur gris-brunâtre, d'une odeur et d'un goût

(1) Traduite de l'allemand, par Küsmaul.

aigres. On ne remarqua jamais de sang, ni dans les matières vomies, ni dans les selles. Marie Weiner maigrissait à vue d'œil et arriva, vers l'époque du printemps 1862, à un tel point de délabrement, qu'elle fut forcée de garder le lit, d'abord pendant une partie, puis pendant la totalité de la journée.

Vers le commencement du carnaval de 1867, notre malade fut atteinte d'un accès spasmodique qui dura pendant une heure entière. Le spasme prit son origine à l'estomac et la dyspnée vint s'y joindre. La malade perdit la faculté de parler; ses extrémités se contractèrent sous l'influence de crampes qui avaient principalement leur siège aux mollets et aux avant-bras.

La vue resta intacte. Des attaques du même genre se renouvelèrent neuf fois encore, leur durée était tantôt de quelques minutes, tantôt d'un quart, voire même d'une demi-heure. Les accès se déclaraient le plus souvent les jours où, à la suite de vomissements réitérés, la malade se trouvait considérablement affaiblie.

Le 15 avril 1862, la commune, estimant la maladie incurable, la fit transporter à l'hôpital académique et réclama son admission. Comme notre division se trouvait fort encombrée dans ce moment et que, d'ailleurs, je désespérais du rétablissement d'une personne aussi affaiblie, je refusai d'abord de l'accepter, et ce n'est que sur les instances de la malade elle-même que je consentis à son admission.

Marie Weiner était petite, svelte, très pâle, très maigre, incapable de quitter le lit. Le ventre distendu donnait au palper un bruit de gargouillement. L'inspection et la percussion démontrèrent la dilatation de l'estomac jusque vers l'hypogastre; ses mouvements péristaltiques étaient distinctement visibles. Le cœur et les poumons n'offraient rien de particulier. La malade rendait, avec de pénibles efforts, un demi-litre, un litre de masses acides de couleur gris-brunâtre riches en sarcines, ce qui arrivait une fois ou même plusieurs fois par jour. Après les vomissements, l'estomac se trouvant vide, nous parvînmes maintes fois à constater, entre le nombril et l'hypogastre droit, un peu au-dessous de l'arc costal, une tumeur arrondie, à surface lisse, assez dure et passablement mobile. La tumeur avait à peu près la grosseur d'une noix et correspondait par son siège au pylore. La malade se plaignait beaucoup d'un sentiment d'oppression et de chaleur vers la région stomacale. Elle était d'humeur maussade et peu endurante, et souffrait d'insomnies. Sécrétion urinaire peu abondante, constipation.

Je soumis la malade à un régime consistant en lait, pain blanc et soupe à la viande, et je prescrivis la rhubarbe et la soude à prendre le matin, dans le but de régler les selles, puis la magnésie et la soude contre les aigreurs d'estomac, à prendre plusieurs fois par jour.

Plus tard, je donnai 0,015 de morphine, dans l'espoir de procurer à la malade le sommeil qui lui faisait complètement défaut. Au bout de trois jours, pendant lesquels il ne s'était opéré aucun changement notoire, je laissai de côté la rhubarbe et la soude, et tâchai de procurer des selles régulières au moyen de lavements d'eau chaude. Je fis prendre à la malade, le matin à jeun, puis demi-heure avant la soupe de midi, un verre d'eau de Vichy ; de plus, quatre fois par jour, une cuillerée d'une potion contenant 0,25 de teinture d'iode et 0,65 d'iodure de potassium, sur 150 grammes d'eau. Au bout d'une semaine, on ne donne que trois cuillerées et, depuis le milieu de mai, que deux cuillerées par jour.

Sous l'influence de ce traitement, l'état de la malade s'améliora au point que les vomissements devinrent plus rares et que, pendant le courant de mai, elle en fut préservée d'abord, par-ci, par-là, pendant un jour, puis enfin pendant deux ou trois jours consécutifs. Se sentant moins faible, elle put même, vers la fin du mois, quitter son lit pendant une partie de la journée.

Vers le mois de juin, je laissai de côté la potion iodée pour ne donner que de l'eau de Vichy et des absorbants. Les vomissements de matières acides ne se déclaraient plus que tous les deux à trois jours ; vers la fin du mois, ils discontinuèrent même pendant l'espace de cinq jours. Le sentiment d'oppression et de chaleur épisgastrique n'avait cependant pas disparu et atteignait un haut degré les jours qui précédaient les vomissements.

De temps en temps, les attaques convulsives se renouvelaient, particulièrement lorsque la malade avait beaucoup vomi. Elle n'arrivait au sommeil qu'après une dose de morphine.

Pour la première fois, le 2 juillet, j'autorisai la viande (beafteck à l'anglaise). Ce genre de nourriture parut, du moins au commencement, convenir à la malade. Cependant, vers la fin de juillet, les vomissements reparurent plus fréquemment et se répétèrent même tous les jours. La malade se plaignait plus encore qu'autrefois de sensations de brûlure, de pesanteur et d'aigreur d'estomac, puis d'une faiblesse extrême qui l'obligeait à garder le lit des journées entières.

Le 22 juillet, lors de ma visite du matin, je trouvai l'abdomen très dilaté; elle souffrait d'une chaleur intense et de violentes secousses dans la région stomacale. Les rapports étaient fréquents, tout faisait prévoir l'approche de nouveaux vomissements. La malade avait eu une nuit d'angoisses et d'insomnies.

Bien des fois déjà à la vue de l'état déplorable dans lequel se trouvait la malade pendant la période qui précédait les vomissements, l'idée de la soulager au moyen de la pompe de l'estomac n'était survenue. Après l'expulsion du contenu acide et décomposé de l'estomac, la brûlure ultérieure, ainsi que les pénibles efforts, devaient cesser. L'introduction de la sonde pharyngienne ne pouvait offrir de difficulté, vu que, dans des cas si anciens de dilatation de l'estomac, l'œsophage se trouve ordinairement prendre part à la dilatation.

L'évacuation du contenu de l'estomac au moyen de la pompe ne pouvait guère être plus désagréable et plus douloureuse pour la malade, que l'état dans lequel elle se trouvait avant et pendant les vomissements. Dans tous les cas, le but était atteint bien plus sûrement et plus complètement par ce moyen que par l'évacuation naturelle, précédée chaque fois de tant d'angoisses, de souffrances et d'efforts.

Même après de copieux vomissements, j'avais bien des fois pu constater, au moyen de la palpation et de la percussion, la présence d'une égale réplétion de l'estomac. Cet état me rappela l'*ischuria paradoxa*, affection dans laquelle la vessie dilatée perd journellement d'abondantes quantités d'urine, sans néanmoins que ce dernier organe soit jamais évacué complètement, et sans qu'il reprenne son volume primitif. Par la pompe, nous devions parvenir à vider l'estomac de fond en comble, peut-être même (admettant que les éléments contractiles et les fibres élastiques ne fussent pas épuisés) réussirions-nous à lui rendre la faculté de revenir à son moindre degré d'expansion, ainsi que dans l'*ischuria paradoxa*, on obtient assez souvent la guérison au moyen du sondage de la vessie.

La dilatation de l'estomac, chez notre malade, était due à un rétrécissement du pylore. Bien des fois déjà, lors de l'autopsie de cadavres d'individus ayant succombé à une dilatation colossale de l'estomac, j'avais constaté avec surprise la possibilité d'introduire le petit doigt de l'estomac au duodénum, au travers du canal rétréci, bien que les signes d'une obstruction complète eussent existé pendant les derniers jours de la maladie.

Dans certains cas de ce genre, j'avais remarqué, au travers des parois abdominales, de vifs mouvements péristaltiques de l'estomac; il ne pouvait donc s'agir de paralysie complète, mais tout au plus d'un relâchement des fibres musculaires. L'idée me vint alors que cette obstruction mécanique du pylore pourrait bien être amenée par cette dilatation disproportionnée, par cette plénitude, par cette surcharge. J'étais, par conséquent, en droit d'espérer qu'au moyen de l'évacuation du contenu de l'estomac et de la diminution de son volume, on supprimerait un des éléments de la maladie.

Enfin, ne pourrait-on pas, au moyen de la pompe, appliquer à la muqueuse malade un traitement topique plus rationnel et plus efficace. La muqueuse, chez notre malade, se trouvait irritée depuis tantôt deux ans et demi par une sécrétion âcre et acide. Dans les cas de sténose du pylore, cette stagnation et cette décomposition des masses renfermées dans l'estomac sont une des causes principales du catarrhe de la muqueuse; comme, par exemple, lorsqu'il ne s'agit, au début, que d'une ulcération ou d'une cicatrice au pylore sans autre altération de l'estomac.

Dans les autres cas, cette stagnation entretient et augmente le catarrhe préexistant.

C'est sans doute pour cette cause que, lors du rétrécissement du pylore, la muqueuse se trouve toujours affectée le plus gravement vers cette dernière région, là où les masses stomacales restent le plus longtemps stationnaires. Au moyen de la pompe, j'espérais donc non seulement éloigner ces masses âcres et irritantes, mais, en outre, laver et absterger la muqueuse malade à l'aide du liquide alcalin, tel que l'eau de Vichy ou une solution de soude.

L'introduction de la sonde œsophagienne, l'évacuation par la pompe et le lavage de l'estomac avec l'eau de Vichy s'effectuèrent sans difficulté.

Nous retirâmes à peu près 3 litres d'un liquide acide, d'un gris sale, contenant, à part un grand nombre de sarcines, des particules d'aliments de tout genre à moitié réduits et décomposés. La malade se trouve considérablement soulagée pendant quelques jours, et ce n'est que le 25 juillet que son état s'empira de nouveau; elle se plaignait de fréquentes éructations et de douleurs d'estomac. Nous jugeâmes alors à propos de renouveler l'évacuation et le lavage par l'eau de Vichy. Les 26 et 27 juillet furent de bons jours pour notre malade; la nuit du 27 au 28, par contre, fut mauvaise, et le 28 elle rendit de nouveau un litre de liquide acide. Elle se trouva soulagée tant soit peu, mais ne le fut complètement qu'après que nous lui eûmes extrait trois autres litres de masses non digérées. — Pendant ce temps, les forces et la nutrition s'étaient considérablement améliorées. Nous ne nous servions de la pompe que lorsque les maux d'estomac, les rapports acides et d'autres symptômes de ce genre se manifestaient ; ainsi, nous en fîmes usage les 1er, 4, 7 et 10 du mois d'août. Le 13, la malade eut de nouveau à se plaindre de rapports, et, comme nous n'intervînmes pas, les vomissements se renouvelèrent le 14. Depuis lors, l'évacuation par la pompe nous parût encore nécessaire les 15, 21 et 27 août, 3, 10 et 15 septembre; puis deux fois en octobre et une fois en novembre. La dernière fois, la quantité du liquide extrait ne dépassait plus un litre, et dans les dernières masses évacuées, nous ne parvînmes déjà plus à découvrir des sarcines.

Le 12 décembre 1867, la malade quitta l'hôpital en parfaite santé, grasse et vigoureuse. Tout vestige de la dilatation d'estomac et de la petite tumeur dans la région du pylore avait disparu. Depuis la fin septembre, déjà elle supportait même des aliments indigestes (tels que des pommes de terre qu'elle se procura à notre insu et qu'elle mangea impunément). Les deux derniers mois de son séjour à l'hôpital, elle prit volontairement une part très active aux divers travaux domestiques de l'établissement. A sa sortie, elle entra comme fille de ferme à la campagne.

La malade ne fut malheureusement pas pesée lors de sa réception à l'hôpital. Un mois plus tard, vers le milieu de mai, son poids était de 78 livres et demie; le 3 juin, de 81 livres ; le 2[illegible], de 81 livres et demie; le 10 juillet, de 82 livres. Le 22 juillet, première application de la pompe. Le 1er août, notre malade pesait 86 livres et demie; le 29 août, 90 livres; le 14 septembre, 96 livres, et, le 12 décembre, 106 livres. Augmentation depuis mai, 27 livres et demie.

Depuis lors, M. W... s'est présentée deux fois encore à notre division, au printemps 1869, pour un catarrhe des bronches. L'estomac était resté en bon état. Un seul symptôme que l'on aurait peut-être pu attribuer à une affection antérieure de cet organe, était une légère sensation douloureuse dans les profondeurs de l'épigastre, vers la région des premières vertèbres lombaires.

A sa sortie de l'hôpital, le 17 mai 1869, après la guérison du catarrhe bronchial, notre malade était tant soit peu affaiblie et pâle; néanmoins son poids était de 100 livres et demie.

On peut admettre que notre malade qui, faible, reconvalescente, pesait 100 livres en mai 1869, en pesait tout autant avant la maladie d'estomac qui la conduisit à l'hôpital en l'hiver 1864-65. Elle aurait, par conséquent, perdu 20 livres depuis cette époque jusqu'en avril 1867. Son poids n'était, du reste, que de 78 livres 1/2 vers le milieu du mois de mai, alors que cependant son état de santé s'était déjà sensiblement amélioré. Or, une perte de 30 p. 100 de pesanteur chez une personne de cet âge et de cette condition était d'une importance évidente. Et cependant, malgré cette énorme consomption, malgré cette diminution de 20 p. 100, produites toutes deux par la dilatation d'estomac, le rétrécissement du pylore, par la pyrose, la dyspepsie, les vomissements, les souffrances et les spasmes convulsifs, malgré cela, dis-je, nous arrivâmes contre toute attente à une guérison complète au moyen de la pompe stomacale.

OBSERVATION II (1).

Homme, vingt-sept ans. — Dilatation énorme de l'estomac par la transformation du pylore en un cercle cicatriciel d'un diamètre de 4 millimètres. —Amélioration passagère dans le principe, amenée par la pompe stomacale, puis affaiblissement, diminution graduelle des forces, accès spasmodiques, malgré l'emploi continu de l'instrument. — Désorganisation de la muqueuse stomacale et dégénérescence colloïde de la membrane musculaire.

Constantin A..., de K., menuisier, souffrait de l'estomac depuis quatorze ans. Immédiatement après le repas, il avait fort souvent des renvois acides, puis deux heures plus tard des douleurs à l'épigastre. Ces douleurs, peu fortes les premiers temps, devinrent très intenses avec les années. Le vin, les farineux, la choucroûte lui causaient principalement des malaises. En 1863, l'état de sa santé le força à quitter le service militaire; de mai en septembre il eut beaucoup à souffrir et vomit de grandes quantités de masses acides, mais point de sang. En 1864, amélioration amenée par le régime sévère que le malade s'infligeait lui-même (il ne se nourrissait que de soupe). Pendant l'hiver 1866-67, il dut quitter son travail durant six semaines à cause de vomissements violents, qui cependant ne se renouvelaient pas chaque jour. Ces vomissements furent alors attribués à la nourriture non appropriée dont se servait le malade. Depuis l'automne 1868, les vomissements devinrent plus fréquents, survinrent le plus souvent deux fois par jour, tantôt six et huit heures après le repas. La masse des matières vomies était de 3 à 4 litres au plus. De plus, le malade était souvent constipé durant quatre à cinq jours et forcé de recourir aux lavements. Tant que l'estomac renfermait des aliments, il ne pouvait dormir. Ses souffrances étaient plus fortes que jamais, sur-

(1) Traduite par Küsmaul.

tout dans la portion gauche de l'épigastre, et devenaient plus vives, alors qu'il était couché sur le côté droit. Depuis le milieu de janvier, le malade rendit à peu près tout ce qu'il avait pris. Les matières vomies avaient une odeur fortement acide, mais ne contenaient jamais de sang.

Lors de son admission à l'hôpital, le 16 février 1869, nous trouvâmes chez le malade, à côte d'une taille de 5 pieds 1/2 et d'une musculature assez bien développée, une maigreur et une lividité très prononcée, les yeux enfoncés dans leur orbite, les dents cariées, la langue chargée sur ses bords par des impressions profondes produites par les dents, l'épigastre un peu renforcé, les régions méso et hypogastriques très proéminentes. L'estomac, très rempli, donnait au toucher la sensation de fluctuation; il s'étendait jusque vers la symphyse pubienne et laissait directement reconnaître ses contours et de lents mouvements péristaltiques. Point de tumeur constatable, poids, 118 kilos.

Le 17 et le 18, le malade rendit en plusieurs fois de 2 à 4 chopes d'un liquide gris, visqueux, fermenté, et riche en sarcines; il eut une selle dure et brunâtre.

Le 19 février, la pompe stomacale fut appliquée pour la première fois. La sonde œsophagienne fut supportée sans douleurs. On évacua près de 3 litres d'une masse grise et épaisse, après quoi on opéra le lavage de l'estomac par l'eau de Vichy. L'abdomen parut ensuite complètement vide; on pouvait atteindre la colonne vertébrale sans trouver de tumeur. Le matin le malade reçut un beafsteak, ce qui lui occasionna des douleurs et une sensation de brûlure. Le soir il vomit à peu près 4 chopes d'un liquide acide recouvert d'une couche de lie, sur quoi les douleurs cessèrent. La nuit, vers deux heures, il rendit encore quelques gorgées d'un liquide aqueux.

Le 20 février, le malade ne reçut, en fait de nourriture, que du lait et se sentit mieux. Le soir on appliqua la pompe, ce que l'on renouvela chaque jour jusqu'au 26 février tout en continuant le même régime alimentaire; on retira chaque fois 4 ou 5 chopes d'un liquide peu acide et riche en sarcines. La constipation persista opiniâtrément; les douleurs stomacales ne reparurent qu'une fois, le 22 février. En somme, le malade se trouvait beaucoup mieux, dormait bien et ne vomissait plus.

Le 26 février, bien que l'on eût appliqué la pompe le matin, le malade rendit, le soir, 7 à 8 chopes de contenu aqueux et gris, et passa une mauvaise nuit. On continua néanmoins à se servir de la pompe, et on débarrassa chaque matin l'estomac avant le premier repas, après quoi on opérait le lavage par l'eau de Vichy. Comme nourriture on lui permit plus tard, outre le lait, de la soupe, du bouillon, des œufs crus et des beafsteaks et on lui accorda toutes les trois heures un petit repas.

L'état du malade s'améliora bientôt d'une manière sensible. Il se trouva, d'après son propre dire, comme il n'avait été de longtemps. Il dormait bien et ne ressentait, à part une sensation passagère de brûlure, plus de douleurs intenses. Il avait rapidement appris à s'introduire lui-même la sonde, sans aucun secours, à vider et laver son estomac. Vers le milieu de mars, il résolut de retourner chez lui et de continuer à la maison le traitement qu'il avait suivi à l'hôpital. Dans ce but, il fit l'acquisition d'une pompe stomacale.

Mais, malgré cette amélioration dans les symptômes subjectifs, l'état du malade ne me contentait pas. D'abord la constipation persistait d'une manière opiniâtre. Les pilules d'extrait de rhubarbe restaient même inactives; seuls les lavements d'eau chaude arrivaient à produire des selles peu abondantes. Ensuite l'abdomen paraissait le matin, après l'épuisement de l'estomac, extraordinairement vide. Les intestins renfermaient évidemment fort peu de matières fécales. Enfin l'aspect général du malade ne s'était pas amélioré. Son visage n'était aucunement devenu plus gras, la couleur du teint était restée d'un blanc livide, et, à mon grand étonnement, on constata, le 11 mars (juste quatre semaines après son admission à l'hôpital et la première pesée), une diminution de 8 kilos. Avouons, cependant, que nous avions pesé le malade alors que son estomac était très rempli et pouvait contenir 6 à 8 kilos, et non après l'épuisement des masses stomacales, ce qui aurait dû avoir lieu. Ainsi il ne s'agissait certainement pas d'un amaigrissement de 8 kilos, mais du moins était-il certain que le poids n'avait pas augmenté; une diminution était même vraisemblable. Tout ceci m'inspirait des craintes sérieuses. L'orifice du pylore était assurément encore très restreint, sans cela les selles auraient été plus régulières et les intestins plus remplis. Puis on pouvait admettre un affaiblissement très important de la digestion et de la résorption, puisque, malgré l'amélioration subjective de l'arrêt des vomissements, l'amaigrissement suivait une marche progressive. Je m'expliquai le plus naturellement ce phénomène en admettant une désorganisation de la muqueuse. Ce qui parlait encore en faveur de cette manière de voir, c'est que l'on retirait chaque matin de l'estomac, avant que le malade eût fait un premier repas, 3 à 4 chopes d'un liquide gris-jaune, très riche en sarcines, avec des matières provenant des aliments pris la veille (grains d'orge, de riz, etc.).

Le 13 mars, le malade, qui n'avait pas eu de selles depuis plusieurs jours, les lavements étant restés sans effets, prit des pilules drastiques composées d'extrait alcoolisé de coloquinte, d'extrait de rhubarbe composé et de scammonée. Après midi parurent des vomissements et une sensation de grand malaise. Le malade se sentit si affaibli qu'il dut se mettre au lit. A cinq heures du soir, il fut pris de sensations d'engourdissement dans les mains et les avant-bras, plus tard dans les pieds, puis aussitôt après de contractures toniques des fléchisseurs des deux mains, et des avant-bras et des muscles du mollet. Il ferma les yeux, les pupilles rétrécies n'offraient aucune réaction envers la lumière ; on n'obtint aucune réponse aux interpellations qu'on lui adressait. En piquant la face avec une aiguille, on provoqua cependant des contractions musculaires; pouls, 120, respiration, 60. Le ventre et surtout l'épigastre étaient très enfoncés; de nombreux mouvements de déglutition se faisaient remarquer. Les spasmes toniques durèrent deux minutes. Vers la fin de la crise, le malade essaya d'arrêter les contractions des mouvements volontaires. Après un court accès d'emprosthotonos, les crampes disparurent, d'abord dans les extrémités inférieures, puis dans celles du haut. Après la crise, le malade se sentit très fatigué et se plaignit de la soif. Il affirma n'avoir pas perdu connaissance pendant l'accès, ce qui probablement n'est exact que pour le commencement et la fin. On lui administra des poudres effervescentes.

Le jour suivant, le malade se sentit encore si affaibli qu'il ne put se servir de la pompe. Le soir, survinrent de grandes douleurs dans la région épigastrique, qui disparurent à la suite de vomissements très abondants. Le 20 mars se passa mieux.

En mars et dans les premières semaines d'avril, on remplaça l'eau de Vichy par une solution très faible de Kressot (15, puis 20,0 d'eau de Kressot sur un litre d'eau de fontaine, à employer en deux fois). L'état général du malade était cependant assez bon. Malgré l'épuisement journalier de l'estomac au moyen de la pompe, les vomissements se renouvelaient parfois vers le soir ou pendant la nuit : les matières vomies offraient une réaction très acide et renfermaient des sarcines chaque fois qu'elles furent examinées. La constipation restait opiniâtre et ne pouvait être vaincue de temps en temps par des lavements composés d'une infusion froide de séné. On essaya en vain de provoquer des selles au moyen de l'appareil d'induction, en appliquant un électrode dans le rectum, et l'autre sur la région stomacale.

Le 26 mars survint un nouvel accès spasmodique, qui toutefois ne fut observé que par les gardes-malades. Le matin, à six heures, on avait appliqué la pompe : cependant il y eut vers midi des douleurs stomacales, un malaise général et d'abondants vomissements qui n'amenèrent aucun soulagement. A trois heures le visage du malade devint fort rouge, il se plaignit de douleurs dans la tête, les bras, les jambes et l'abdomen, et se mit au lit. Il perdit connaissance, et des convulsions ayant le caractère classique se manifestèrent. L'accès dura vingt minutes. Le même jour, le malade raconta avoir eu deux attaques pareilles l'hiver auparavant.

Le 9 avril et les jours suivants, le contenu de l'estomac étant de nouveau devenu acide, on prescrivit une solution de borate de soude (4 0 sur un litre d'eau), mais sans résultat sensible. On laissa complètement de côté la viande et ne permit que le lait, la soupe et les œufs. Malgré cela, l'état du malade ne se modifia guère, sans que cependant son poids eût diminué sensiblement; car le 16 avril, quatre semaines après la dernière pesée, nous obtînmes 109 livres et demie, après avoir vidé le contenu de l'estomac.

Le 20 avril survinrent deux accès. Le malade se trouva mal le matin, après avoir vomi la veille; il se plaignit d'une soif ardente et de plénitude d'estomac. L'après-midi on employa la pompe. Le malade vomit pendant l'opération même On retira en tout 9 chopes d'un liquide verdâtre. Pour le lavage de l'estomac on n'usa cette fois que d'eau tiède. Bientôt après survint un accès de convulsions, qui se produisit pendant la nuit et le lendemain matin à dix heures et demie. Le visage était rouge, les yeux fermés, les pupilles rétrécies, le globe oculaire dirigé vers le haut. Le malade se lamentait, prononçant des paroles incohérentes. Pouls, 108. Respiration courte, superficielle, 28 à 30. Abdomen contracté et très enfoncé, muscles du visage, de la mâchoire, du cou et des fléchisseurs des bras dans un état de contraction interrompu par des convulsions classiques. Si l'on essayait d'étendre les bras fléchis, on éprouvait une vive résistance, et le malade éclatait en plaintes. A notre arrivée les jambes ne prenaient pas part à l'accès convulsif. La crise dura environ cinq heures. Le malade se sentit ensuite fortement abattu, sans cependant parvenir au sommeil.

Depuis lors notre malade perdit de plus en plus ses forces et ne cessait de se plaindre d'une soif très intense. Ce fut en vain que chaque jour nous lui administrâmes des lavements composés de vin et de bouillie de viande, dans le but de le réconforter. Il ne supportait ni la quinine ni l'eau de quassia. Pour provoquer des selles on se servait de temps en temps de lavements de séné additionnés d'une infusion de valériane. Contre la soif qui le torturait nous employâmes plus tard avec succès une bière brune de Bavière.

Le 27 avril, le poids du malade était réduit à 108 livres et demie.

Pendant les derniers jours de la maladie, nous laissâmes la pompe de côté. Les vomissements se répétaient chaque jour une ou deux fois et la sensation de brûlure à l'estomac était une des plaintes continuelles du malade. Son pouls devint très faible et fréquent.

Le 2 du mois de mai, après un vomissement très abondant le matin, il survint dans l'après-midi une crise semblable à celles que nous avons décrites précédemment. Elle dura jusqu'au soir sans interruption. Lors de notre tournée à sept heures, nous trouvâmes le malade étendu dans son lit, se lamentant, ne donnant aucune réponse, faisant continuellement des efforts pour se lever et lançant ses bras à droite et à gauche. Ceux-ci n'étaient pas raidis. Les yeux étaient dirigés fixement vers le haut, le pouls très fréquent, tantôt imperceptible, tantôt assez fort. A onze heures du soir, notre malade avait cessé de vivre.

OBSERVATION III (1).

Homme, trente-sept ans. Dilatation énorme de l'estomac produite par un ulcère cicatrisé du pylore. Accès convulsifs. Amélioration sensible, passagère de tous les symptômes par l'emploi des pilules drastiques.

Le baron H. de G...., âgé de trente-sept ans, avait déjà souffert, en 1860, de maux d'estomac accompagnés de crampes cardialgiques. Il ne supportait ni le vin ni les fruits. Parfois survenaient des vomissements ; en 1865, ce dernier symptôme intervint d'abord toutes les trois à quatre semaines, puis les crises devinrent beaucoup plus rapprochées ; en 1867, tous les huit à quinze jours, et, au commencement de 1868, pour ainsi dire journellement. Vers les derniers temps, la quantité des masses rendues était de cinq à six litres ; elles avaient une réaction fortement acide et étaient recouvertes d'une couche spumeuse. Les douleurs d'estomac demeuraient très violentes et la constipation tenace. Le malade s'affaiblit tellement qu'il dut garder le lit. L'abdomen était très ballonné et donnait au toucher une sensation de fluctuation, à ce point qu'un médecin déclara l'existence d'une ascite.

Au commencement de 1868, après des vomissements très copieux, se déclarèrent des crampes toniques douloureuses et violentes des extrémités, tant des muscles du mollet que des fléchisseurs de l'avant-bras. Ces accès étaient précédés et accompagnés d'un long malaise général et de dyspnée, ils se répétaient plusieurs fois, toujours à la suite d'abondants vomissements.

Vers le commencement de février, on vint me consulter. Trouvant le malade trop affaibli pour être transporté ici et y subir le traitement de la pompe stomacale, je prescrivis, à titre

(1) Traduite par Küsmaul.

d'essai, des pilules drastiques (extrait de coloquinte, 0,5, extrait de rhubarbe composé, 2,0 ; scammonée, 1,0 ; extrait de borax, quantité suffisante, feuille, pilule, poudre, 0,12). De copieuses évacuations fécales et une amélioration frappante et rapide succédèrent au traitement. La tension de l'abdomen disparut, les vomissements et les douleurs d'estomac cessèrent ; le malade quitta son lit, reprit bonne mine et fut même en état, en avril et en mai, d'entreprendre de longues promenades. Tout alla pour le mieux tant qu'il se tint au régime prescrit ; les selles demeurèrent régulières sans l'aide des pilules. Le malade se crut guéri. Se confiant à cette amélioration, il recommença à boire de mauvaise bière et à user des aliments sans choix ni retenue. Les conséquences ne se firent guère attendre, il retomba dans son état primitif. Vers le mois de juin, il se trouvait aussi mal qu'en février, les crampes toniques des muscles du mollet et des fléchisseurs de l'avant-bras reparurent à nouveau, à la suite de vomissements très fatigants de liquides acides. Nous eûmes recours trop tard à la pompe stomacale; l'opération, entreprise le 26 juin au matin, affecta beaucoup le malade qui se trouvait déjà fort affaibli auparavant. Sitôt après l'évacuation de 4 à 5 litres d'un contenu acide, les spasmes se déclarèrent et durèrent jusque dans l'après-midi. Dans la nuit du 29 ils se renouvelèrent pendant l'espace de plusieurs heures pour ne finir qu'avec le dernier soupir du malade.

L'autopsie démontra une dilatation énorme de l'estomac, causée par un ulcère cicatrisé et profond, de la dimension de l'ongle du pouce, ayant son siège au pylore. L'ulcère avait amené un rétrécissement au travers duquel on parvenait cependant à introduire le petit doigt. On trouva, en outre, les signes d'un catarrhe chronique et une hypertrophie modérée de la musculature de l'estomac dans la région pylorique.

OBSERVATION IV

Leven, dans son livre des *Maladies de l'estomac* (Paris, Adrien Delahaye, 1879), résume en quelques lignes, dans son chapitre d'anatomie pathologique, l'histoire d'une jeune malade.

Il s'agit d'une jeune femme de trente et un ans, entrée à l'hôpital de Rothschild en 1875. Elle était dyspeptique depuis de longues années. La dyspepsie s'était aggravée depuis cinq ans.

Elle fut réglée à l'âge de dix-huit ans ; elle avait fait six couches et la dernière à l'âge de vingt-huit ans ; elle n'avait revu ses règles que deux fois.

Généralement elle vomissait, deux heures après le repas, ses aliments et une grande quantité d'eau.

L'estomac présentait une dilatation considérable et s'étendait à deux ou trois centimètres au-dessous de l'ombilic ; à la faveur du traitement, les vomissements diminuèrent rapidement, s'arrêtèrent quelques jours et reparurent.

Elle fut alors prise de crises convulsives, contracture des doigts de la main, flexion de la paume de la main sur l'avant-bras, et de l'avant-bras sur le bras.

Les membres inférieurs étaient également contracturés, la voix éteinte, les pupilles contractées, un hoquet se renouvelant continuellement ; tous ces symptômes durèrent vingt-quatre heures pour revenir douze jours plus tard.

Elle eut alors des vomissements incessants, et rendait plusieurs litres de liquide par jour. Les contractures se reproduisirent de nouveau, le pouls était filiforme, les yeux caves, les extrémités refroidies; elle était tombée dans le coma et elle mourut dans les vingt-quatre heures.

A l'autopsie, on trouva l'estomac étendu de la fourchette du sternum jusqu'au pubis ; il occupait tout l'abdomen et cachait les viscères abdominaux. La muqueuse de l'estomac, au niveau de la grande tubérosité, est pâle et présente plusieurs ulcérations allongées qui ont de 1 et demi à 3 centimètres de long, et un demi-centimètre de large.

Tous les vaisseaux de la paroi postérieure de la muqueuse sont dilatés. Les autres organes ne présentent rien de particulier.

Vient ensuite une appréciation de M. Leven, appréciation qui porte sur les crises convulsives et le coma qui ont précédé la mort de la malade.

Ces considérations, qui devraient rentrer dans notre chapitre de pathogénie, nous croyons devoir les reproduire de suite pour ne pas détruire l'unité de l'observation.

Les crises convulsives et le coma, dit Leven, se rattachent directement à cette énorme dilatation de l'estomac et à l'excrétion d'une abondante quantité de liquide.

Elles se reproduisent assez fréquemment avec une gravité bien moindre, dans les cas de dilatation moins étendue et de flux stomacal moindre.

L'estomac était rempli de liquide.

J'ai déjà parlé à plusieurs reprises, à la partie physiologique, de ce liquide excrété par l'organe, sous l'influence de l'irritation.

Est-il nécessaire de dire de nouveau, que ce n'est ni du suc gastrique, ni un liquide muqueux, et qu'il vient, chez l'homme comme chez les animaux, du sang des vaisseaux.

La production de ce liquide joue un rôle très important dans cette forme de dyspepsie.

Elle constitue un des symptômes qui tourmentent le plus le malade et un symptôme grave.

Lorsqu'il s'excrète à haute dose, c'est alors qu'on voit les crises convulsives paraître; ces crises convulsives sont comparables aux convulsions que l'on rencontre dans certaines affections de l'intestin.

OBSERVATION V

B..., âgé de trente-trois ans, comptable, n'a jamais fait d'excès et est malade depuis onze ans. Pour la première fois, en 1869, il a eu des crampes d'estomac. En 1872, il a présenté des signes de l'ulcération stomacale et il a eu depuis, trois fois, des vomissements noirs. En mai 1873, il vomissait tous les deux jours; en juin, tous les jours du liquide, trois heures après le repas, et en juillet, deux fois par jour sans nausées. En février 1874, on le mit au régime du lait pendant deux mois. On lui donna des pilules de nitrate d'argent, sans aucun résultat. Il alla enfin consulter une somnambule qui lui prescrivit du sirop capillaire, de l'orge, de la queue d'asperges, des lavements de mouron, et une friction d'huile de croton sur l'estomac. En juin, il vomit soixante-quinze fois, et il se décide à entrer à l'hôpital Beaujon. Là, l'estomac fut sondé trois fois par jour; ce sondage fut suivi d'un lavage de l'estomac avec l'eau de Vichy. Il ne vomit plus que tous les trois ou quatre mois, mais il avait continué de se sonder l'estomac trois fois par jour, et souvent la nuit, pour se débarrasser du liquide qui se reproduisait toujours.

En 1878, l'hiver, il est pris de convulsions. Les doigts de la main se contracturent, l'avant-bras reste fléchi sur le bras, et tout le membre supérieur des deux côtés est porté en avant de la région stomacale et maintenu immobile de telle manière que le malade ne peut écarter son bras du ventre. De même la jambe est fléchie sur la cuisse, et la cuisse sur le bassin. Ces crises durèrent deux heures et demie et se reproduisirent trois fois. L'estomac est dilaté, chargé de liquide, non douloureux à la pression; l'appétit est parfaitement conservé, il vomissait 2 litres par jour environ. Ces crises se calmèrent, disparurent et la santé paraissait revenir.

Le malade avait repris son travail ; mais, au bout de dix jours, les vomissements recommencent et il vomit, en un jour, 7 litres de liquide, et alors une nouvelle crise convulsive parut.

Elle dura quelques heures pour reparaître après trois jours ; la dernière persista quarante-huit heures, le malade tomba dans le coma et mourut.

Leven ajoute : « Ces crises convulsives s'observent surtout quand le malade excrète une grande quantité de liquide; elles sont souvent bénignes, ne se prolongent pas au delà de quatre ou cinq heures, si leur durée augmente, elles acquièrent de la gravité et peuvent amener le coma et la mort.

OBSERVATION VI.

Cette observation a été communiquée par M. Lucien Gaillard, interne des hôpitaux, au congrès de Rouen.

Elle est relative à un malade du service de M. Hayem.

« Il s'agit d'un ouvrier ébéniste, âgé de trente et un ans, chez lequel on diagnostique une dilatation stomacale de cause inconnue, et qui vomit fréquemment un liquide clair ou brunâtre. Neuf jours après son entrée à l'hôpital, on le trouve dans une attitude bizarre, pour ainsi dire tétanique : décubitus dorsal, cou étendu et un peu raide ; mains fermées, doigts fléchis sur le pouce, poignets fléchis également ; avant-bras dans la flexion sur les bras, pieds dans une extension modérée, mais jambes fléchies sur les cuisses et les cuisses sur le bassin.

Quand on tente de provoquer l'extension, on détermine de vives douleurs ; les masses musculaires sont sensibles à la pression ; la constriction des membres ne produit aucun changement de position. Légère hypéresthésie cutanée ; anxiété ; face violacée, nez froid, lèvres cyanosées ; mâchoires et pharynx indemnes ; ntelligence conservée. La crise a débuté brusquement sans phénomènes prémonitoires ; elle dure près de trois jours ; avec elle cessent les vomissements et la polyurie s'établit comme un phénomène en quelque sorte critique. Celle-ci, traitée par la médication opiacée, diminue tandis que l'état général s'améliore.

Trois mois après la première crise, des vomissements abondants se produisent, suivis le lendemain de nouveaux phénomènes de contracture, qui durent trois heures. Le surlendemain, nouveaux vomissements abondants d'un liquide brunâtre, suivis également, vingt-quatre heures plus tard, d'une crise caractérisée, cette fois, non plus par des contractures comme précédemment ; mais bien par une sorte d'état cholériforme avec facies abdominal, cyanose de la face, refroidissement des extrémités, légère raideur des doigts et du cou. La terminaison est favorable. Au bout de quelques jours, la polyurie se rétablit et l'état général s'améliore progressivement.

Enfin, en appliquant à la dilatation gastrique, un traitement convenable, on obtient en quelques mois une guérison relative ; et pendant les deux ans et demi que le malade est resté dans le service de M. Hayem, les crises n'ont plus reparu.

OBSERVATION VII

Dilatation de l'estomac. Sténose pylorique. Tétanie généralisée. Mort.

Dans le courant du mois de mai 1883, entre, à l'hôpital Saint-Antoine, dans le service de M. Dujardin-Beaumetz, un nommé B... (Pierre), âgé de quarante-six ans. Sans antécédents héréditaires particuliers à signaler ; il ne se rappelle pas avoir jamais été malade, avant de souffrir de l'affection particulière qui l'engage à entrer à l'hôpital. Il nie tout antécédent alcoolique, et nous ne trouvons pas en effet, chez lui, de symptômes bien nets pouvant dépendre de cette intoxication.

Depuis quatre à cinq ans, mais il ne peut préciser la date, il a été sujet à des troubles digestifs ; au début, il éprouvait une certaine lenteur dans la digestion, ressentait fréquemment des pesanteurs stomacales, puis survinrent des renvois fétides, qui parfois s'accompagnaient de vomissements de matières alimentaires mal digérées. Ces troubles d'abord, d'abord peu accusés, augmentèrent insensiblement d'intensité, et les vomissements devenant de plus en plus fréquents, il entra à l'hôpital Tenon, dans le service de M. Huchard, dans le courant de l'été dernier. Il fut traité par les lavages stomacaux, et sortit deux mois après, considérablement amélioré.

Peu de temps après sa sortie de l'hôpital, il reprit son régime ordinaire : aliments, vin, etc., etc, de nouveau, tous les troubles digestifs réapparurent : renvois, dyspepsie, gastralgie, puis vomissements fréquents et presque continuels ; des vomissements survenaient presque après chaque repas, deux ou trois heures, en général, après l'ingestion des aliments ; quelquefois plus tard encore ; parfois, il vomissait les aliments qu'il avait pris vingt-quatre ou quarante-huit heures auparavant. Tous ces accidents s'aggravant, il entra à l'hôpital Saint-Antoine, le 8 mai 1883. Nous constatons, à sa rentrée, que tous les troubles digestifs dont il se plaint sont, en effet, accusés au plus haut degré ; il est très amaigri et présente un véritable facies abdominal. Ses forces ont beaucoup diminué, son caractère s'est altéré.

A l'examen, nous constatons que les principaux viscères ne présentent rien d'anormal; rien de particulier à noter à l'auscultation du cœur et des poumons, la sécrétion urinaire est normale, pas d albumine ni de sucre dans les urines. Le foie est de volume normal. La cavité stomacale est, par contre, atteinte d'une dilatation considérable; le moindre mouvement du malade produit un bruit de clapotement qu'on fait naître également par la pression méthodique avec les deux mains de la région épigastrique et abdominale, on réveille même de temps à autre des contractions péristaltiques de la tunique musculeuse de l'estomac, et cet organe se dessine alors d'une façon bien nette sous les parois abdominales ; il nous semble dilaté au point de descendre à quatre ou cinq travers de doigt environ au-dessus du pubis.

On institue un traitement méthodique par les lavages quotidiens, le régime lacté et l'introduction dans l'estomac, après chaque lavage, d'une certaine quantité de poudre de viande délayée dans du lait.

Durant les premiers jours qui suivirent ce traitement, les vomissements persistèrent, mais moins fréquents et, grâce à cette médication et au régime concomitant, ils finirent par disparaître complètement pour ne se montrer de nouveau que de temps à autre, au moindre écart de régime, quelquefois même, mais exceptionnellement, ils se montraient sans cause appréciable. Le malade se lave l'estomac lui-même avec la plus grande facilité et le soulagement qu'il en éprouve est si grand qu'il demande et obtient l'autorisation de pratiquer deux lavages quotidiens, matin et soir.

Dans le courant d'août 1883, il fut pris, sans cause appréciable, d'un mélæna assez abondant ; pareil accident, disait-il, lui était arrivé deux ans auparavant. C'est en se fondant sur ce symptôme que nous avions pensé qu'il s'agissait probablement, d'un ulcère duodénal cicatrisé, et ayant produit consécutivement une sténose pylorique et une dilatation de l'estomac. Très sujet à la constipation, il était obligé de recourir à des lavements journaliers pour vider son rectum.

Dans le courant de septembre, il se trouve si amélioré qu'il demande un congé de convalescence; il part pour l'asile de Vincennes, le 24 septembre, engraissé considérablement, ne vomissant plus, bien portant. Les tiraillements et douleurs qu'il éprouvait dans la région épigastrique avaient beaucoup diminué depuis l'usage continu d'une ceinture abdominale élastique. Il se remet à Vincennes à son régime ordinaire, aliments et vin, et discontinue les lavages.

Le 8 octobre, il rentre de nouveau à l'hôpital Saint-Antoine, très souffrant; il est très amaigri et fatigué par les vomissements qui sont de nouveau réapparus, et sont devenus très fréquents. Il vomit tout ce qu'il prend, dit-il; depuis huit jours, il a une diarrhée abondante et, il y a deux ou trois jours, il a eu un mélæna, mais très peu abondant. C'est pendant son séjour hors de l'hôpital qu'il se serait servi de pilules suisses, dans l'espérance de se soulager et pour éviter la constipation qui lui est habituelle.

Dès son retour, il reprend les lavages bi-quotidiens. Potion au bismuth et au laudanum.

Amélioration légère les jours suivants.

11 *octobre.* La diarrhée a cessé, les vomissements sont moins fréquents.

14 *octobre.* Le malade a été pris ce matin, sans cause appréciable, de fourmillements dans les mains et dans les pieds, puis de véritables contractures des mains, qui prennent l'attitude de la tétanie classique : raideur dans les membres inférieurs et dans les pieds qui sont cependant moins contracturés que les extré-

mités supérieures. Léger trimus. Tous ces accidents n'ont guère duré que vingt ou trente minutes, puis ont cessé pour faire place à une fatigue et une lassitude extrêmes, sensation d'engourdissement dans tous le corps. Nous n'avonspas constaté d'hyperesthésie au niveau des parties contracturées. C'est à ce propos que le malade nous raconte qu'il y a six à sept mois environ, il a été pris d'accidents analogues, mais qui étaient bien moins accusés et n'avaient duré que quelques minutes.

15 *octobre*. Pas de crises nouvelles, mais engourdissement, fatigue, douleurs généralisées et courbature dans tous les membres.

Dans la nuit du 15 au 16 octobre le malade a été pris de contractures généralisées et, le matin, nous le trouvons sur son lit, haletant, ne pouvant respirer, congestionné. Les mâchoires sont serrées, les yeux saillants, hors de leurs orbites, le thorax est en inspiration, la respiration presque impossible. Les membres supérieurs sont contracturés dans la demi-flexion, les doigts sont fléchis à demi, dans la paume de la main; le pouce est dans l'adduction et la flexion forcée. Les membres inférieurs sont également contracturés; les pieds dans l'extension forcée, les jambes en extension sur les cuisses. La température périphérique semble très abaissée, la peau est violacée, cyanosée.

Malgré un bain de vapeur rapidement administré, une injection hypodermique de morphine, il meurt dans cet état à une heure de l'après-midi.

Notons, en terminant l'observation clinique, un détail qui peut avoir une certaine importance au point de vue des accidents tétaniques. A l'insu de la surveillante, mais d'après le dire de ses camarades de la salle où il se trouvait, notre malade avait été, dans les derniers temps de sa vie, et depuis sa rentrée à l'hôpital, fréquemment vu se faisant des lavages stomacaux qui lui procuraient un grand soulagement; il en aurait fait jusqu'à six ou sept par jour, choisissant le cabinet attenant à la salle, pour n'être vu de personne.

AUTOPSIE.—*Cavité crânienne.*—Rien à noter du côté des enveloppes osseuses, ni des méninges; lorsque nous incisons la dure-mère, il s'écoule une quantité assez considérable, 20 à 30 grammes environ, d'un liquide clair et citrin ; le tissu sous-arachnoïdien, la pie-mère, sont le siège d'une œdème assez prononcé; pas de congestion des vaisseaux veineux de la pie-mère. Le tissu cérébral est plus mou qu'à l'état normal, et le cerveau s'étale sur la table; notable quantité de liquide dans les ventricules latéraux. Le cerveau coupé dans tous les sens, ne présente rien à noter, si ce n'est la diffluence sur laquelle nous avons insisté. Rien dans le mésocéphale, ni dans le bulbe; la moelle est également saine.

Cavité thoracique. — Les poumons sont congestionnés, présentent à leurs bords postérieurs quelques lobules emphysémateux ; la seule lésion que nous ayons pu constater est la présence au sommet droit d'un petit noyau de matière tuberculeuse complètement crétacé. Le cœur, le péricarde, l'aorte, l'œsophage ne présentent rien de particulier.

Cavité abdominale. — Nous constatons un changement notable dans les rapports de l'estomac et, au premier abord, il nous est difficile d'en reconnaître les diverses parties. Ce viscère n'a plus sa forme habituelle; il est dilaté en bissac et présente des dimensions très considérables; d'une tubérosité à l'autre, et à l'état de vacuité, il présente une longueur de 3 centimètres. La grosse tubérosité se cache sous les fausses côtes gauches, tandis que la petite tubérosité descend très bas à droite de la ligne médiane, jusqu'à 11 centimètres au-dessus du pubis. La portion pylorique, également dilatée, remonte sous le foie et donne à tout l'organe un aspect étrange.

Le foie est enlevé avec l'estomac et ses annexes de façon à conserver leurs différents rapports; c'est alors qu'on constate, un peu en dehors de la portion pylorique, sur le duodenum lui-même, un resserrement très considérable de cette partie de l'intestin, qui n'a plus que les dimensions d'une plume d'oie environ. Ouvert suivant sa grande courbure, l'estomac nous présente les particularités suivantes: la muqueuse semble, dans toute son étendue, notablement épaissie; elle présente de nombreux plis transversaux qu'il serait permis de comparer à ceux que formerait une veine à colonnes. La couche musculaire est un peu amincie au niveau de la grosse tubérosité, mais elle semble épaissie, au contraire, au niveau de la région pylorique.

Le rétrécissement siège en dehors de l'orifice pylorique, à 1 centimètre et demi du pylore environ; à ce niveau, la muqueuse semble moins plissée, peut-être est-elle un peu fibreuse; mais, en tous cas, on ne constate pas de cicatrices bien nettes.

Le foie, la rate, le pancréas, l'intestin sont absolument normaux; aucune ulcération dans toute l'étendue du tube digestif.

Les reins sont normaux; notons toutefois un déplacement congénital du rein gauche; mais qui n'a pas d'importance dans le cas actuel.

La vessie, les urétères, la prostate sont sains. Rien dans l'aorte abdominale, ni dans les veines iliaques.

Nous résumerons l'examen histologique.

On a constaté les lésions générales d'une inflammation chronique; lésions locales plus accusées consistant en une transformation de la couche sous-muqueuse et même musculaire en tissu fibreux; glande de Brunner et muqueuse peu altérées.

OBSERVATION VIII (*Personnelle*).

Le 24 mars 1884, dans le service de M. Hanot, entre à l'hôpital Tenon, une nommée S... Louise, âgée de cinquante-six ans.

Elle nous dit que son père est mort de la poitrine, et que sa mère jouit encore aujourd'hui d'une bonne santé, elle a plus de quatre-vingts ans. Ses frères et sœurs sont tous vivants et bien portants.

S... n'a jamais été malade jusqu'à ce jour; elle a été bien réglée jusqu'à quarante-cinq ans. Depuis trente ans, elle exerce la profession de balayeuse de rue.

Il y a trois mois environ, cette femme a ressenti des douleurs dans le ventre, surtout après les repas; ces douleurs furent suivies bientôt de vomissements opiniâtres. Les efforts que faisait la malade étaient tels, que plusieurs fois ils s'accompagnèrent d'une expectoration sanglante. Depuis quinze jours, ces vomissements ont diminué; et depuis cinq jours, ils ont même complètement disparu.

En même temps que se produisaient ces accidents, l'appétit se perdait, et la malade éprouvait un vif dégoût pour le pain et la viande. Elle maigrissait et ne pouvait plus dormir. Enfin, il y a trois semaines, elle eut des crampes dans les membres inférieurs; crampes passagères, avec flexion des différents segments du membre. Les muscles étaient durs comme du bois.

Aujourd'hui, on constate que la malade est dans un état cachectique prononcé; les muscles sont amaigris, le visage et les membres émaciés. La peau est sèche, jaunâtre, sans élasticité; elle n'a pas d'œdème molléolaire, ni facial. Les yeux sont fatigués, l'insomnie complète, et la malade se plaint et gémit continuellement.

La langue est sèche, la soif vive, l'appétit complètement disparu ; c'est à peine si l'on peut faire prendre à la malade un peu de potage et du lait.

A la palpation du ventre, on constate une distension de la paroi stomacale, sans toutefois de sensation douleureuse au creux épigastrique. La percussion ne dénote rien d'anormal, seulement, au niveau du grand droit, une résistance assez prononcée; mais on ne pourrait cependant affirmer la présence d'une tumeur.

Par la succussion hypogastrique, on détermine un bruit de glou-glou bien net.

Le reste de l'abdomen n'est nullement douloureux; les selles sont régulières, jamais de mœléna.

Le foie et la rate sont normaux; les urines sont claires, sans traces ni d'albumine, ni de sucre. On ne trouve rien du côté des poumons; et cependant la malade tousse et crache un peu depuis trois jours.

On entend un bruit de souffle continu très léger dans les vaisseaux du cou.

La percussion de la région précordiale et l'auscultation du cœur ne revèlent rien d'anormal. Le pouls est très petit, presque insensible, mais régulier.

En somme, l'état de la malade, lorsque l'examen fut pratiqué le lendemain de son entrée à l'hôpital, peut se résumer en deux mots : cachexie et prostration extrêmes.

Le 26, la malade n'a pas dormi ; elle continue à tousser et à l'auscultation, on trouve un peu d'obscurité de la respiration au sommet droit.

28. Pendant la nuit la malade est prise de vomissements.

30 *mars*. Vomissements bilieux pendant la journée ; le malade se plaint d'une douleur intense dans tout le membre supérieur gauche. On ne remarque ni œdème, ni changement de coloration de la peau. La malade accuse de la diarrhée, pour

laquelle on lui prescrit 6 grammes de sous-nitrate de bismuth.

1er *avril.* Les vomissements bilieux reparaissent dans la nuit. A la visite, nous trouvons la malade dans le décubitus dorsal, complètement immobile; elle est incapable de soulever sa tête, les membres supérieurs et inférieurs; elle est comme clouée dans son lit.

4 *avril.* La parésie des membres est presque totalement disparue, la malade marche sans difficultés. Dans la journée, elle a des vomissements bilieux.

Les jours suivants, elle a une diarrhée intense et des selles involontaires.

Le 11, au matin, nous la trouvons les mains fermées, les doigts fléchis dans la paume, les deux index en extension complète.

La malade dit qu'elle est dans l'impossibilité complète d'étendre les doigts. Ceux-ci sont rigides; cependant, avec quelques efforts, on peut encore les étendre; mais dès qu'on les abandonne, ils reprennent sensiblement la position fléchie.

Les mouvements provoqués sont assez douloureux, les mains sont chaudes, toutefois on ne note aucune tuméfaction, aucune rougeur. Rien à signaler du côté des articulations.

L'estomac est très dilaté, on le retrouve à la percussion jusqu'à quatre travers de doigt au-dessus du pubis.

La diarrhée, qui était très abondante ces jours derniers, a un peu diminué.

Le 12, les doigts sont revenus à peu près à la situation normale, la malade n'accuse plus qu'une légère douleur dans les doigts, douleur qui n'apparaît qu'à la pression.

Le 14, les mains sont revenues à l'état normal; mais la malade dit que, dès qu'on lui serre la partie inférieure du bras, elle ressent des crampes, et les contractures réapparaissent. Ces contractures cessent avec la pression.

Le 19, la malade nous dit que dans la journée du 18, pendant plusieurs heures, elle a éprouvé des crampes dans les membres inférieurs. Elle n'a pas eu de vomissements. Nous trouvons les jambes fléchies, mais la malade arrive,avec quelques efforts, à les étendre.

A l'auscultation, on entend un souffle continu avec redoublement dans les vaisseaux du cou.

Le 22,dans l'après-dîner, on trouve la malade dans le décubitus dorsal, les doigts fléchis dans la paume de la main, flexion et pronation de l'avant-bras. En cherchant à placer le membre dans l'extension, on provoque des douleurs intolérables. Les membres inférieurs sont également raidis et douloureux.

6 *mai*. La malade est dans un état cachectique des plus prononcés; la tétanie a disparu, ainsi que les vomissements.

Les urines sont abondantes, claires, tout à fait décolorées; elles ressemblent au liquide d'un kyste hydatique. On y trouve une certaine quantité d'albumine. Les matières excrémentitielles sont liquides, d'une couleur verdâtre, et extrêmement fétides.

24 *juin*. L'état de la malade s'est amélioré depuis quelque temps; l'estomac est moins dilaté, elle ne vomit plus depuis quelques jours.

M. Hanot lui a prescrit à plusieurs reprises de la santonine; elle n'a pas rendu de lombrics.

Sans publier ici le tracé de la température, nous devons dire cependant que les jours qui ont précédé les accès et le jour où ils se sont produits, la malade a eu une température qui a oscillé entre 39° et 39°,8.

ÉTIOLOGIE ET PATHOGÉNIE

L'étiologie des accidents que nous étudions serait celle de la maladie qu'ils accompagnent et dont ils sont une complication. D'après les observations que nous rapportons, ces accès convulsifs surviennent aussi bien chez l'homme que chez la femme ; l'âge paraît n'avoir aucune influence sur eux ; mais ce que nous nous croyons autorisé à affirmer, c'est qu'ils ne se produisent qu'à une période avancée de la dilatation stomacale, alors que le malade est déjà cachectisé par l'affection qu'il porte depuis longtemps et que s'ils n'annoncent pas toujours l'approche d'un dénouement fatal, ils viennent aggraver tout au moins le pronostic d'une affection de longue durée.

Ici nous arrivons à un des points les plus intéressants de notre étude ! Quelle est ici la cause de ces phénomènes nerveux ? Car entre une maladie à symptômes aussi nets que la tétanie, et que Trousseau avait rangée dans la classe des névroses ; entre cette maladie, dis-je, et la dilatation de l'estomac, il existe évidemment une relation de cause à effet.

Bien que l'étude de ces accidents tétaniques soit relativement récente, l'esprit des observateurs qui s'en sont occupé a donné déjà naissance à plusieurs théories.

Kusmaul, qui paraît avoir le premier signalé ces accès spasmodiques qui font le sujet de cette étude, avait été frappé des vomissements abondants qui précédaient les accès et de l'exhalation énorme qui devait se faire au niveau de l'estomac.

Les trois malades que Kusmaul avait observés, eurent, en effet, leurs accès spasmodiques après des vomissements répétés, et alors que l'on constatait une distension énorme de l'estomac et un état cachectique très avancé.

D'après lui, cette déplétion rapide et considérable du contenu stomacal provoquerait les accidents tétaniformes; et d'après lui, il faudrait ranger ces crises dans la catégorie de celles que l'on voit surgir, pour des causes diverses, dans les cas de diarrhée cholérique, et qu'il est permis de considérer comme une conséquence de la prompte condensation du sang et du dessèchement des nerfs et des muscles.

C'est une hypothèse; nous croyons qu'à l'heure actuelle, elle doit être laissée de côté, et nous croyons qu'il y a une façon bien moins hypothétique d'expliquer les faits que nous signalons. Disons toutefois que Kusmaul n'avait pas hésité à rattacher ces accès spasmodiques à la dilatation de l'estomac.

M. Leven, dans les considérations qui suivent l'observation VI, nous dit que ces crises convulsives sont produites par l'excrétion au niveau de la muqueuse stomacale, à haute dose, d'un liquide venant du serum du sang. Ces crises convulsives, ajoute-t-il, sont comparables aux convulsions que l'on rencontre dans certaines affections de l'intestin.

Deux liquides, dit M. Leven, dans la partie physiologique de son livre, peuvent se trouver dans l'estomac.

S'il s'agit du suc gastrique, celui-ci s'écoule des glandes ouvertes à la surface de la muqueuse, tranquillement, sans que les vaisseaux soient irrités; ceux-ci subissent un certain degré d'expansion, leur calibre augmente; mais aussitôt que le travail exigé par l'aliment est accompli, ils reprennent leur calibre, et la muqueuse redevient pâle.

Quand de l'eau est excrétée sans pepsine, comme il arrive pour la graisse, c'est une partie des éléments du sang qui suinte à la surface de la muqueuse; la graisse irrite les nerfs et les vaisseaux, dilate ceux-ci, les paralyse, et ils restent dilatés.

L'irritation se transmet aux fibres musculaires qui se laissent distendre, se convulsent et finalement se paralysent: congestion de la muqueuse, excrétion d'eau acide dans l'estomac, paralysie des vaisseaux et dilatation de l'estomac; c'est ce que produit la graisse par son contact avec la muqueuse???

Nous n'avons pas à discuter cette théorie qui expliquerait la production d'une dilatation stomacale par l'ingestion d'aliments non azotés; si nous l'avons reproduite, c'est que l'auteur nous dit que l'excrétion à haute dose de ce liquide pathologique amène ces crises convulsives.

M. Leven nous a montré comment se produisait ce liquide; mais il ne nous explique pas comment il provoque ces crises.

Cette exsudatation à travers les vaisseaux de la muqueuse stomacale amènerait-elle le désséchement des nerfs et des muscles, et alors nous retomberions dans les idées de

Kusmaul, ou bien cette congestion des vaisseaux irriterait-elle les filets nerveux et alors les crises convulsives seraient d'ordre réflexe?

Pour Kusmaul et pour Leven, il n'est pas douteux que les convulsions se rattachent à la dilatation stomacale.

M. Dujardin-Beaumetz est moins affirmatif, ou tout au moins il se demande s'il ne faut pas faire intervenir plusieurs facteurs dans la production de la tétanie. A l'entrée de son malade, celui-ci a accusé une diarrhée abondante. Il est de fait que, dans certains de nos cas, la diarrhée a précédé les accidents convulsifs; mais en incriminant la diarrhée, nous reculerions la difficulté sans la vaincre. Du reste, cette diarrhée, nous essaierons tout à l'heure de l'expliquer.

M. Dujardin-Beaumetz se demande ensuite s'il ne faudrait point tenir compte de la température humide et froide qui existait au moment où son malade est entré à l'hôpital?

Peut-être l'humidité et le froid jouent un rôle dans la production des accidents; plusieurs des malades dont nous rapportons les observations ont été vus pendant l'hiver; cependant, pour ce qui est de notre femme, nous devons dire qu'entrée à la fin de mars dans le service, elle n'a présenté ces crises qu'en avril, et que cette année surtout le ciel a été fort clément, et la température douce pendant tout ce mois d'avril.

Enfin, M. Dujardin-Beaumetz se demande s'il ne s'agirait point ici de phénomènes réflexes. Sur cette hypothèse, nous devons nous arrêter, et voir si elle explique les phénomènes que nous avons à étudier.

M. le professeur Germain Sée, dans son livre des *Dyspepsies gastro-intestinales*, donne l'explication des crampes et des états spasmodiques de l'estomac. Nous allons résumer en quelques lignes ce chapitre intéressant.

1° Il peut y avoir, pendant les douleurs paroxystiques qui suivent l'ingestion des aliments, compression directe des plaques nerveuses terminales, d'où propagation à la moelle et à l'encéphale et réflexes;

2° La grande quantité de gaz et de liquides qui se trouvent agglomérés dans la poche stomacale peuvent comprimer les filets nerveux en distendant l'estomac; il y aurait, dans ce cas une compression toute mécanique.

3° La dilatation exagérée des parois musculaires amènerait des spasmes ; ce serait dans ce cas qu'on observerait des douleurs violentes, brusques comme dans les *spasmes tétaniques*, dit M. Sée. Ces accidents tétaniques succéderaient-ils à l'épuisement nervo-moteur ?

Du côté du système sensitif, ne pourrait-on incriminer les boissons glacées, les aliments acides, les gaz irritants ?

Quant aux contractions douloureuses des parois musculaires de l'abdomen; ne pourrait-on les interpréter par un acte réflexe-moteur et non sensitif ?

L'arc diastaltique est posé sur la muqueuse stomacale, siège d'une douleur; il passe sur la moelle, et aboutit aux muscles thoraciques, œsophagiens, intercostaux, dorsaux; les muscles, en se contractant, déterminent des douleurs.

Ces idées, que nous empruntons à M. le professeur Sée, ne pourraient-elles se généraliser, et ne pourraient-elles point expliquer par un acte réflexe-moteur les contractures et les spasmes des extrémités ? Nous nous contenterons de poser le problème !

Nous arrivons à une dernière explication des faits que nous étudions.

Cette explication, nous la trouvons tout entière dans les leçons professées, cette année même, par M. Bouchard; leçons qui viennent d'être résumées et publiées dans la *Gazette hebdomadaire*.

Disons d'abord que M. Bouchard, dont l'étude porte sur 220 cas de dilatation stomacale, ne signale pas les accès spasmodiques; c'est donc une complication fort rare, et on s'explique facilement le peu de cas que nous avons pu recueillir.

Toutefois, parmi les accidents nerveux qui accompagnent la dilatation, nous trouvons, dans la relation de M. Bouchard, l'engourdissement d'un membre, souvent des deux membres supérieurs ou des mains. Or cet engourdissement est apparu chez les malades dont nous rapportons les observations et qui ont eu des crises spasmodiques, cet engourdissement est apparu, dis-je, la veille des accès.

Et alors, pour expliquer ces accidents tétaniformes, ne pourrait-on invoquer les mêmes faits qui donnent à M. Bouchard l'explication des troubles nerveux et de tous les troubles qu'il a observés chez les malades atteints de dilatation stomacale? Nous voulons parler de la présence, dans le liquide contenu dans la poche stomacale, de produits de décomposition d'alcaloïdes, analogues aux ptomaïnes; et alors les malades dont nous rapportons les observations seraient des intoxiqués, des empoisonnés par les aliments ingérés, aliments qui, dans le milieu où ils se trouvent, sont bien dans les conditions de température, d'humidité et de chaleur qui doivent les amener rapidement à la décomposition, à la putréfaction.

Si nous tenons pour vraie cette hypothèse, peut-être allons-nous pouvoir donner une explication des faits qui nous occupent.

Les dilatés ont des éructations fétides ; mais ces éructations ne peuvent nous étonner, étant donné le milieu d'où elles-viennent. Au début, les malades, accusent des douleurs d'estomac, de la lourdeur de la tête après les repas ; puis viennent des contractures dans les muscles abdominaux.

Mais, à ce moment, ils ne sont qu'au début de la dilatation ; ils sont loin encore de la période de cachexie. Ne serait-on pas alors en présence d'une intoxiation légère, surtout, étant donnée la résistance vitale des sujets ; mais intoxication qui, lorsque la déchéance de l'organisme sera complète, pourra donner des accidents tels que ceux que nous étudions en ce moment ?

Nous avons vu, dans nos observations, que la production des accidents tétaniformes était précédée de vomissements et de diarrhée. Les vomissements s'expliquent par la trop grande distension de la poche stomacale, distension amenant des contractions musculaires de l'estomac ; contractions paroxystiques qui, tout en amenant des régurgitations et des vomissements, doivent forcément faire passer une certaine quantité du liquide stomacal par le pylore et le jeter ensuite dans l'intestin.

Mais ce liquide, qui a baigné des aliments putrides, doit contenir des principes toxiques, et alors ne viendrait-il pas irriter l'intestin et provoquer cette diarrhée, qui précède de quelques jours, souvent de quelques heures, la production des accidents tétaniformes.

Ce qui nous fait surtout pencher vers cette explication, c'est que nous avons vu notre malade, dont les urines ne présentaient rien d'anormal, au moment de son entrée à l'hôpital, avoir des traces notables d'albumine lorsqu'elle eut ses accès.

Et puis la tétanie elle-même n'accompagne-t-elle pas souvent des états infectieux, tels que la puerpéralité?

Comment expliquer cette diarrhée, d'une couleur verdâtre et excessivement fétide. Comment expliquer la présence d'albumine dans les urines de notre malade, alors que, quelques jours auparavant, il n'y en avait point trace?

Comment expliquer enfin cette température élevée qui précède et accompagne les accès, si l'on n'admet pas la résorption d'un poison et l'intoxication de l'organisme par ce poison ?

En suivant, pendant cet hiver, les leçons professées par notre maître, M. Peter, nous l'avons souvent entendu dire, dans un tout autre ordre d'idées, il est vrai, que lorsqu'un des grands viscères de l'organisme humain était atteint dans ses fonctions, lorsqu'un de nos émonctoires cessait de fonctionner normalement, il y avait bientôt agglomération des déchets organiques, et il se produisait un véritable empoisonnement de l'individu.

C'est ce que M. Peter appelle l'autotyphysation.

Ici, nous sommes en présence d'estomacs dilatés, où les aliments et les liquides, non seulement séjournent plus longtemps que de coutume, mais entrent bientôt en fermentation. Ne résulterait-il pas de ces fermentations, de cette décomposition de matières inertes, des principes toxiques qui, lorsqu'ils viennent à être absorbés produiraient entre autres accidents, ces crises convulsives que nous cherchons à expliquer.

Il y aurait alors une véritable autointoxication.

En terminant ce chapitre, où nous avons passé en revue les diverses hypothèses qui avaient été émises, pour donner l'explication des faits qui nous occupent, nous devons avouer que la dernière nous a particulièrement séduit. Mais nous devons aussi ajouter que ce n'est qu'une hypothèse; c'est comme telle que nous lui faisons prendre rang à la suite des précédentes.

DIAGNOSTIC ET PRONOSTIC

TRAITEMENT

Le diagnostic sera toujours facile lorsque, chez des malades atteints de dilatation stomacale, on se trouvera en présence d'accès tétaniques. Il faudra évidemment la rattacher à l'affection stomacale.

De pareils accidents peuvent survenir dans certaines formes de diarrhée ; mais ici l'erreur ne serait possible que pour celui qui n'examinerait point l'abdomen du malade, et qui ne se renseignerait point sur ses antécédents.

Il en sera de même pour le diagnostic différentiel avec les accidents dus à l'urémie et pour ceux de même ordre qui arrivent chez les personnes ayant des vers intestinaux.

Notre malade n'en a point rendu, dans les cinq autopsies qui ont été faites ; on n'a point trouvé de lombrics, on ne peut donc les incriminer dans la production des accidents que nous rapportons. Dans les cas où le médecin voudrait établir plus sûrement, son diagnostic, il ferait donner à son malade un antihelmintique.

Pour ce qui est du pronostic, l'apparition de ce symptôme viendrait-il l'aggraver?

Sur huit observations, nous rapportons cinq décès; mais il faut ajouter que ces accidents tétaniformes ne surviennent qu'à une période où la maladie est à son summum; ou bien lorsque la déchéance de l'organisme est complète.

Dans le premier cas; si par un traitement énergique on arrive à remonter et à améliorer le malade, les accidents disparaîtront, la femme de l'hôpital Tenon nous en donne un exemple.

Dans le second cas, c'est une façon de finir; les accès se répètent à quelques jours, puis à quelques heures d'intervalle. Le malade meurt alors pendant un accès et dans le coma.

Quant au traitement, nous n'avons pas l'intention d'étudier cette question; elle serait fort intéressante sans doute, mais complètement en dehors de notre sujet.

CONCLUSIONS

Il peut se produire dans le cours de la dilatation stomacale des accès spasmodiques, rappelant les accès de tétanie.

Ces accès convulsifs se produisent à une période avancée de la maladie; tantôt ils sont de courte durée et ne se répètent point souvent; tantôt, au contraire, leur fréquence et leur intensité viennent assombrir le tableau de la maladie et aggraver le pronostic.

Tous les auteurs qui ont étudié ces attaques convulsives en ont donné différentes explications. Ces accidents seraient-ils la conséquence de la résorption d'un produit putride, produit putride dû à la décomposition des aliments et des liquides séjournant dans la poche stomacale? Y aurait-il là une véritable auto intoxication de l'organisme?

Ne pourraiton, au contraire, invoquer des réflexes-moteurs partant de l'estomac; réflexes se manifestant d'habitude, soit par des douleurs épigastriques, soit par des vertiges, soit par des contractures des muscles de l'abdomen, mais pouvant donner aussi les accidents tétaniformes qui font le sujet de notre étude?

Vu : Dr Peter.

Imprimerie spéciale de l'*Union générale de la Librairie*.

www.ingramcontent.com/pod-product-compliance
Ingram Content Group UK Ltd.
Pitfield, Milton Keynes, MK11 3LW, UK
UKHW020435230726
13925UKWH00004B/1729

9 782019 281878